ÉCOLE SUPÉRIEURE DE PHARMACIE DE PARIS

DE L'ERGOT DE SEIGLE

THÈSE

PRÉSENTÉE ET SOUTENUE A L'ÉCOLE SUPÉRIEURE DE PHARMACIE DE PARIS

Le 7 Mai 1870

PAR

Louis-Pierre-Albert GRUJARD

Né à Paris (Seine)

Lauréat de l'Ecole de Pharmacie de Paris (mention honorable 1868-69)

POUR OBTENIR LE TITRE DE PHARMACIEN DE PREMIÈRE CLASSE

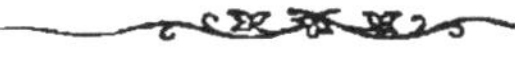

PARIS
TYPOGRAPHIE DE CH. MARÉCHAL
16, PASSAGE DES PETITES-ÉCURIES
(Rue d'Enghien, 20)

1870

ÉCOLE SUPÉRIEURE DE PHARMACIE DE PARIS

DE L'ERGOT DE SEIGLE

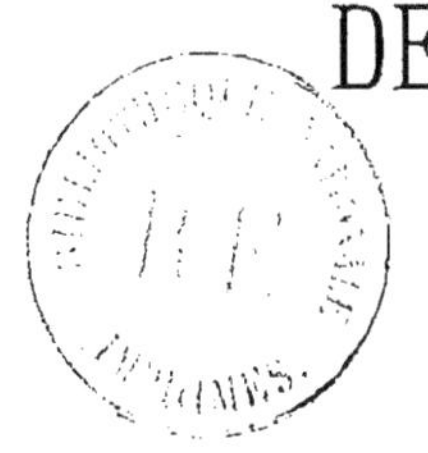

THÈSE

PRÉSENTÉE ET SOUTENUE A L'ÉCOLE SUPÉRIEURE DE PHARMACIE DE PARIS

Le 7 Mai 1870

PAR

Louis-Pierre-Albert GRUJARD

Né à Paris (Seine)

Lauréat de l'Ecole de Pharmacie de Paris (mention honorable 1868-69)

POUR OBTENIR LE TITRE DE PHARMACIEN DE PREMIÈRE CLASSE

PARIS
TYPOGRAPHIE DE CH. MARÉCHAL
16, PASSAGE DES PETITES-ÉCURIES
(Rue d'Enghien, 20)

1870

ADMINISTRATEURS

MM. BUSSY, directeur.
BERTHELOT, professeur titulaire.
CHEVALLIER, professeur titulaire.

PROFESSEUR HONORAIRE

M. CAVENTOU.

PROFESSEURS

MM. BUSSY...........	Chimie inorganique.
BERTHELOT	Chimie organique.
LECANU..........	Pharmacie.
CHEVALLIER......	id.
CHATIN...........	Botanique.
MILNE-EDWARDS.	Zoologie.
BOUIS............	Toxicologie.
BUIGNET.........	Physique.
PLANCHON.......	Histoire naturelle des Médicaments.

PROFESSEURS DÉLÉGUÉS DE LA FACULTÉ DE MÉDECINE

MM. WURTZ.
GAVARRET.

AGRÉGÉS

MM. L. SOUBEIRAN.
RICHE.
BAUDRIMONT.
BOURGOIN.

MM. JUNGFLEISCH.
LE ROUX.
MARCHAND.

NOTA. — L'école ne prend sous sa responsabilité aucune des opinions émises par les candidats.

A LA MÉMOIRE DE MA MÈRE

A MON PÈRE

A MA FAMILLE

A. GRUJARD.

A MES PROFESSEURS.

A MES AMIS

A. GRUJARD.

PRÉPARATIONS

PHARMACEUTIQUES

PRODUITS DES LAURINÉES

I. *Poudre de Sassafras.*

Racine de Sassafras . . . . 250 gr.

II. *Eau distillée de Cannelle.*

Cannelle de Ceylan 250

III. *Teinture de Cannelle.*

Cannelle de Ceylan en poudre demi-fine. 100
Alcool à 80°.. 600

IV. *Huile camphrée.*

Camphre rapé 50
Huile d'olives 450

V. *Pommade de Laurier.*

Feuilles récentes de Laurier. . . . 250
Baies de Laurier. 250
Axonge. 500

CHIMIQUES

ACIDE ACÉTIQUE. — ACÉTATES.

I. *Vinaigre radical.*

Acétate de cuivre cristallisé. . . . 500 gr.

II. *Acide acétique cristallisable.*

Acétate de soude cristallisé 625
Acide sulfurique à 1.84 250

III. *Acétate de Potasse.*

Carbonate de potasse pur 250
Acide acétique à 1.03 300

IV. *Acétate de Zinc.*

Sulfate de zinc. 100
Carbonate de soude 110
Acide acétique à 1.03 200

V. *Sous-Acétate de plomb liquide.*

Acétate de plomb cristallisé. . . . 150
Litharge pure en poudre 50
Eau distillée 400

DE L'ERGOT DE SEIGLE

HISTORIQUE

Contrairement à ce qui a lieu pour la plupart des substances employées dans la pratique médicale, l'usage de l'ergot de seigle ne remonte pas à une époque très-reculée. Les auteurs de l'antiquité n'en font aucunement mention.

Le premier botaniste qui le cite est Lonicer en 1565. En 1623, Bouhin le mentionne également ; mais tous deux ne virent en lui qu'une monstruosité due à l'humidité, opinion qui d'ailleurs a été depuis partagée par beaucoup d'autres botanistes.

Les effets désastreux dus à son mélange en trop grande proportion avec les céréales attirèrent sur lui l'attention des savants; c'est à ce titre qu'il est cité par Sigebert de Gemblour (1096). Cinq siècles plus tard (1596) Wendelin-Thalius, célèbre médecin allemand, en donne une description exacte et indique ses propriétés dangereuses.

En 1670, l'Académie des sciences de Paris fut informée pour la première fois par Perrault, des accidents causés en Sologne par l'usage de pain fait avec du seigle ergoté.

Camerarius serait le premier qui signala ses propriétés obstétricales, propriétés depuis longtemps connues en Italie d'après le docteur Balardini (1) et en Chine d'après M. Dorvault (2).

En 1747, Ratlaw, médecin hollandais, employa l'ergot de seigle dans les accouchements; mais ce n'est que depuis 1777 qu'il fut admis comme médicament destiné à réveiller les contractions utérines dans les accouchements laborieux, lorsque Desgranges (de Lyon) publia en France le résultat de ses expériences.

Vers la même époque, Tessier (3) publia un article sur l'épidémie qui régnait en Sologne, et plus tard, Huchedé (4) décrivit les accidents causés par l'ergot de seigle en 1816 dans la Bourgogne et la Lorraine.

Depuis lors, l'ergot de seigle n'a cessé d'attirer l'attention des savants tant au point de vue de sa production que sous celui de ses propriétés thérapeutiques.

(1) Annali universali di medicina (Milano, 1826).
(2) Officine, 5e édition. Paris, 1858.
(3) Mém. de la Société royale de Médecine (1776-1777-1778).
(4) Huchedé. Thèse. Strasbourg. 1823.

PREMIÈRE PARTIE

BOTANIQUE

L'ergot est une production qui n'est pas particulière au seigle, mais que l'on rencontre sur presque tous les genres des Glumacées ; le blé en est souvent atteint, et on le trouve fréquemment sur l'avoine, l'orge, l'ivraie, l'alpiste, le maïs et sur beaucoup de Cypéracées. Aymen affirme même qu'il s'en produit sur les Palmiers.

Les opinions les plus diverses ont été émises sur la production de l'ergot.

D'après Weldenow, l'ergot est un grain dégénéré dont l'albumine a pris un développement considérable aux dépens de l'embryon qui a été entravé dans sa croissance.

En 1741, Ray établit dans son ***Historia plantarum*** que l'ergot est le résultat de la piqûre d'un insecte. Du Tillet présenta la même idée. Martin Field (1) regarde l'ergot comme dépendant de la piqûre d'un

(1) Journal de Pharmacie et de Toxicologie (mars 1826).

individu du genre mouche lorsque le grain est encore pulpeux; cet insecte n'y dépose pas ses œufs, on n'y rencontre en effet pas de larves; ce serait la liqueur irritante versée dans la piqûre qui déterminerait cette excroissance noirâtre et lui communiquerait ses propriétés nuisibles.

Buffon, dans son Histoire naturelle, n'est pas de cet avis, mais il dit « que l'on découvre dans l'ergot, à l'aide du microscope, une infinité de filets ou de corps organisés semblables pour la figure à des anguilles. »

Aymen et Béguillet s'occupèrent presque à la même époque de l'examen du seigle ergoté; tous deux remarquèrent que la fécondation du seigle n'avait pas lieu. Aymen en conclut que le germe devient monstrueux; en un mot une masse sans embryon et sans vie. Béguillet rend la pluie, l'humidité et les brouillards responsables de la stérilité du germe.

M. Courhaut (mémoire 1827) propose une théorie qui se rapproche de celle émise par Béguillet. Pendant que la fécondation s'opère par le pollen, dit-il, que le germe se forme, s'il tombe une goutte de pluie ou qu'une grande humidité recouvre l'épi, et que les valves soient ouvertes, le germe, le pollen et les organes sexuels restent tous entièrement ou en partie dans les valves qui se referment par l'influence de la fraîcheur que porte le liquide; et la chaleur qui survient un instant après avec plus d'énergie, ainsi qu'on l'observe lorsque le soleil perce à travers les nuages pluvieux, cette chaleur dessèche l'épi, les bords de la glume s'agglutinent et se ferment exactement. Maintenant, soit que les organes sexuels contenus dans la glume n'aient point acquis leur degré de perfection par défaut d'air atmosphérique, soit que l'eau ait pénétré dans la glume, qu'elle y ait excité une effervescence, il en résulte une fermentation de ces organes, qui donne naissance à un *principe putréfiant* dont le développement s'effectue sur l'enveloppe du grain par un point noir qui se dirige en rayons divergents sur toute la surface, et lui donne une teinte brune violacée.

Cette théorie émise par M. Courhaut a été admise aussi plus récemment par un agronome allemand, M. Staudinger (1) qui s'exprime ainsi : « Les valves déjà de couleur jaune serin, se gonflent et laissent souvent paraître le monstre; sa forme est dépendante de la partie du cariopse ovoïde du grain sur laquelle s'est développé le point de fermentation putride. »

Telles étaient les opinions émises lorsque de Candolle publia une monographie d'un genre de champignons dont les espèces ont des formes extrêmement variées et une consistance tantôt charnue tantôt cartilagineuse. Ce genre que Tode a fait connaître et qu'il nomma *Sclerotium* a été adopté par les mycologues : De Candolle n'hésita pas à ranger l'ergot de seigle parmi ce genre sous le nom de *Sclerotium clavus* en lui assignant les caractères suivants : « *corniforme cylindraceum sulco longitudinali interdum notatum, intus album extus purpureo nigrum.* »

L'opinion de de Candolle fut presque généralement acceptée. J'allais y rester fidèle, dit M. Leveillé (2) lorsque le docteur Puche me remit des épis de seigle portant avec eux la cause de leur développement.

(1) Annales de l'Institut horticole de Fromont, t. v (1833).

(2) Mémoires de la Société linnéenne de Paris (1826).

Le père Cotte, curé de Montmorency, et Saillant, docteur en médecine, en examinant au microscope un grain de seigle ergoté, virent à son extrémité supérieure beaucoup de petits filaments en dessous desquels étaient plusieurs petits trous, bordés d'une matière luisante rangée par couches.

Tessier (1) poussa plus loin ses observations : j'ai vu, dit-il, sur des épis de seigle un suc visqueux, luisant, d'un goût mielleux qui enduisait l'intérieur, l'extérieur et les arètes même des balles où étaient renfermés les ergots naissants, mais plusieurs balles étaient privées de ce suc, quoiqu'elles continssent de jeunes ergots; je ne puis prononcer sur la cause qui le produit ni sur la part qu'il a dans la formation de l'ergot.

C'est là, dit M. Léveillé, que résidait la cause de l'ergot, M. Simonnet s'en est assuré en perçant avec une épingle la partie inférieure de chaque fleur qui contient ce suc : constamment il a vu l'ergot s'y développer. L'ergot est donc toujours amené par l'apparition de ce suc qui n'est autre chose qu'un champignon auquel M. Leveillé donne le nom de *Sphacelia*.

Ce champignon prend naissance dans l'intérieur des glumes et occupe le même point que l'ovaire, ce n'est dès le début qu'un corps mou, liquide, visqueux et fétide, difforme en raison de la compression qu'il éprouve de la part des enveloppes de la fleur.

La description qui va suivre des différentes phases par lesquelles passe l'ergot est tirée du mémoire de M. Tulasne (2), qui paraît avoir

(1) Traité de la maladie des grains (1783).

(2) L.-R. Tulasne. Mém. sur l'Ergot des Glumacées.

donné les explications les plus satisfaisantes sur cette intéressante production.

Après des observations multipliées, je crois, dit-il, pouvoir tenir pour constant que le champignon commence par ce qu'on a appelé la sphacelie et que cet appareil important du végétal parasite naît toujours en dehors de l'ovaire de la plante hospitalière, c'est-à-dire intimement appliqué à sa paroi extérieure. Le développement du champignon semble commencer avec celui du pistil, qui, dès son origine lui sert de sol ou de support.

Quand la sphacélie prend complètement possession d'un de ces ovaires, elle s'identifie avec le parenchyme blanc qui l'enveloppe ; elle le remplace en quelque façon et paraît portée directement par la membrane verte endocarpienne. Ainsi établie, elle grandit rapidement en usurpant la forme de l'ovaire, dont la cavité s'oblitère presque entièrement, comme on le peut aisément constater en pratiquant une coupe longitudinale du champignon. Suivant le degré d'atrophie auquel elle réduit ainsi le pistil, l'ovule y manque absolument ou prend une forme imparfaite, mais reconnaissable si on le recherche avec l'attention qu'exige sa petitesse.

Le parasite est donc pendant quelque temps représenté tout entier par la sphacélie, c'est-à-dire qu'il consiste alors uniquement dans une masse fongueuse, oblongue, presque homogène, tendre, facile à couper dans tous les sens, blanche à l'extérieur comme à l'intérieur, marquée à sa surface d'une multitude de sillons sinueux et creusée intérieurement d'un grand nombre de cavités irrégulières, formées pour la plupart par des replis qui ont une issue au dehors. Toutes ces cavités sont tapissées par des cellules linéaires et disposées parallèlement. Il naît du sommet des cellules périphériques de la sphacélie des corpuscules ellipsoïdes analogues pour la forme et les dimensions aux spermaties du *xylaria hypoxylon*.

Le degré auquel la sphacélie enveloppe le pistil varie chez la même glumacée. Habituellement dans le seigle elle respecte le sommet velu de l'ovaire et les stigmates qui le terminent ; mais elle prend naissance à la base même de cet organe et l'embrasse dans tout son pourtour. C'est une exception si quelquefois elle reste limitée à une partie de sa surface. Les étamines de la fleur habitée par le parasite avortent souvent ; quand elles se développent, il n'est pas rare que leurs filets et même les anthères soient atteints par la spermogonie, altérés sous son action et comme ensevelis dans ses tissus.

La présence de la sphacélie n'est pas, comme on le croit généralement un obstacle absolu à la fécondation de l'ovaire car on rencontre des cariopses mûrs et régulièrement formés, enveloppés plus ou moins par le tissu blanc et fertile d'une spermagonie qui se développe nonseulement sans entraîner la formation d'un ergot, mais encore sans empêcher celle de l'embryon

Tessier affirme avoir trouvé des grains de seigle en partie transformés en ergots. Il est probable, comme l'a fait remarquer M. Léveillé, que cet observateur a pris la sphacélie pour le reste de la graine du seigle, pourtant M. Tulasne dit avoir rencontré un ergot surmonté d'un véritable grain de seigle, il s'était développé au-dessous et en dehors de l'ovaire, tandis que ce dernier était devenu un cariopse imparfait privé d'embryon, mais renfermant un périsperme amylacée.

Dans un autre cariopse de seigle, il a rencontré un ergot partageant avec la graine la cavité du péricarpe.

Ces exemples suffisent à montrer que l'ergot n'est pas une monstruosité de l'ovule des graminées.

On avait nié aussi que des grains de froment ne fussent parfois cariés qu'en partie. Dans son mémoire, M. Tulasne en figure quelques-uns qui renferment à la fois du périsperme sain et de la poussière de carie *(tilletia caries)*. Il signale aussi l'alliance de la carie et de l'ergot dans un blé barbu autour de Beaumont-sur-Oise.

Chez toutes les plantes ergotées, le sommet du pistil et les stigmates qui le surmontent, surtout quand la sphacélie les a épargnés, sont souvent envahis par une moisissure dont les spores et les filaments déliés finissent par couvrir ces organes d'une abondante poussière noire ou fuligineuse; c'est cette poussière que plusieurs observateurs, notamment MM. J. Smith et Edw. Quekett avaient regardée comme la cause de l'ergot et le seul champignon dont l'existence fût liée à la production de ce corps.

D'après M. Smith (1), l'ergot n'est que le résultat de l'action perturbatrice d'un *fungus*. C'est aussi la conclusion de M. Quekett, car l'ergot n'est à ses yeux qu'un grain malade *(a diseased grain)* et la sphacélie de M. Léveillé n'est qu'une partie du grain altéré *(is in reality not one fungus, but a portion of the diseased ovary)* ; M. Quekett donne à cette mucédinée le nom d'*ergotœtia abortifaciens* et il définit l'ergot : « *A subtance composed of the diseased constituents of the grain occupying the position of the healthy ovary.* » (2)

(1) Transact. of the lin. soc. of London, t. XVIII.

(2) *Ibidem*.

M. F. Bauer n'est pas de l'avis de ses deux compatriotes, toutefois, il pensait que l'ergot est une transformation maladive du scutellum ou de l'embryon des graminées, et il parle de la sphacélie comme d'un état altéré du péricarpe.

A une époque assez avancée du développement de la sphacelie on voit exsuder, surtout de son sommet, un suc très-gluant qui s'étend sur elle, et ses enveloppes entraînant une immense quantité de spermaties.

MM. Smith et Quekett ont examiné ce suc et, n'y ont vu que des spermaties, M. Léveillé le considère comme l'état primordial de la sphacélie.

Le phénomène d'exsudation n'a pas encore eu lieu que le champignon parasite ne consiste plus uniquement en une spermogonie, il s'est produit à sa base un corps compacte d'un noir violet à la périphérie et blanc à l'intérieur ; ce corps n'est autre que le rudiment de l'ergot. Il est à son origine complètement recouvert par la spermogonie, mais quand les fonctions dévolues à celle-ci sont remplies, elle se dessèche, se déforme; l'ergot, au contraire, continue à s'allonger et à paraître hors des balles : la couche de tissu spermatophore s'atténue peu à peu, et la surface de l'ergot qui est d'un noir violet n'est bientôt plus voilée que çà et là par des débris de ce tissu ou par de légers dépôts de spermaties. La spermogonie persiste pourtant assez longtemps au sommet de l'ergot et elle l'accompagne fréquemment lorsqu'il se détache de l'épi.

La structure anatomique de l'ergot et tous ses caractères physiques sont ceux d'un champignon ou mieux d'un *mycelium scleroïde*

(Léveillé). Le parenchyme blanc, sec et cassant dont il est formé se compose d'utricules globuleux, polyédriques, à parois assez épaisses, remplies d'une huile limpide que l'iode colore faiblement. Les utricules superficiels sont seuls colorés et ont vers l'extérieur une paroi plus épaisse que du côté interne. Ainsi que Vauquelin l'a constaté, il n'y existe pas de fécule; sous ce rapport l'ergot ne fait pas exception à la composition ordinaire des champignons.

L'examen de l'ergot des graminées ayant démontré ses analogies avec les *Sclerotium*, il restait à découvrir quelle forme devait en sortir.

Cette découverte a été faite par plusieurs observateurs qui n'ont point eu conscience de sa valeur. Le *Sphæria purpurea* (*claviceps purpurea*) qui naît de l'ergot, a été observé pour la première fois par Schumacher qui en donna (1801) une description dans son énumération des plantes de l'île Sjelland. Il le rapporta au *Sphæria entomorrhiza* de Dickson, et dit qu'il était né du périsperme de certaines graminées gisant à terre et demi-pourries; dans ces prétendues graines pourries, il n'avait pas reconnu de véritables ergots. Le *Claviceps purpurea* fut de même observé sur l'ergot du seigle, par Duméril et le Dr Mérat qui ne le reconnurent pas non plus.

M. Gendrot, pharmacien à Rennes, avait envoyé à M. Guibourt des échantillons d'ergots chargés de *Claviceps purpurea;* mais il est probable que M. Guibourt n'en reconnut pas non plus la nature; car, en les comparant au *Sphæropus fungorum* de Paulet, c'est-à-dire à l'*Agaricus parasiticus*, il donne à penser qu'il les regardait plutôt comme des parasites de l'ergot que comme un produit normal de ce corps.

Lorsque l'on met en terre l'ergot des graminées, au bout d'un

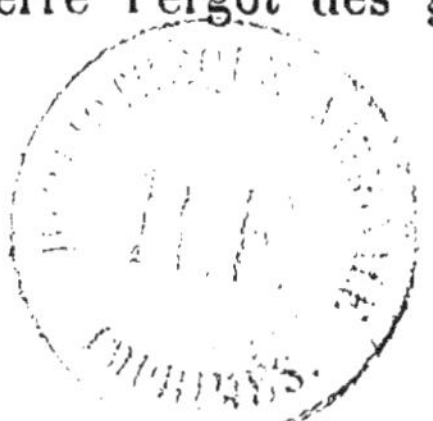

temps plus ou moins long suivant la saison, on voit sa surface se gonfler en certains points, présenter de petites fentes convergentes en forme d'étoiles, puis un petit tubercule arrondi et blanchâtre sortir du corps de l'ergot; ces petits tubercules restent longtemps sessiles et gagnent peu à peu en diamètre. Ils se détachent enfin de l'ergot en s'élevant sur une tige cylindrique d'un diamètre moindre que le leur et se colorent en même temps d'une teinte jaune qui devient ensuite plus ou moins purpurine. Enfin la tête de ces petits champignons offre bientôt une multitude de fines ponctuations dans lesquelles on reconnaît aisément les ostioles d'autant de petits conceptacles contenant des thèques longuement claviformes dans lesquels sont renfermés huit spores semblables à des fils déliés et formant un faisceau. Nous avons vu successivement apparaître la *sphacélie*, l'*ergot* et la *sphérie*, il reste à indiquer maintenant quels sont les liens qui unissent ces trois éléments.

La *Sphacélie* étant revêtue sur toutes ses parois d'un *hymenium* de basides spermatophores et apparaissant avant l'appareil fructifère proprement dit des Claviceps, présente tous les caractères d'une spermogonie.

S'il en est ainsi, les trois éléments constitutifs de chacune des espèces de ces champignons ont des fonctions bien déterminées; car l'*ergot*, quoique ne se développant pas au milieu d'un tissu filamenteux, n'en conserve pas moins le caractère de *sclerotium*.

Enfin la *sphérie* ou l'appareil reproducteur par excellence, confirme et complète l'être végétal dont il sert à unir les deux termes essentiels.

SECONDE PARTIE

CHIMIE

Beaucoup de savants se sont occupés de faire des recherches sur l'ergot de seigle et il existe de cette substance de nombreuses analyses; nous ne citerons ici que celles rapportées par Vauquelin et M. Wiggers.

D'après Vauquelin l'ergot contient :

Une matière colorante jaune fauve, soluble dans l'alcool, ayant une saveur analogue à celle de l'huile de poisson.

Une matière huileuse blanche d'une saveur douce qui paraît assez abondante dans l'ergot,

Une matière colorante violette de la même nuance que celle de l'orseille.

Un acide libre que Vauquelin croit être l'acide phosphorique.

Une matière végéto-animale abondante disposée à la putréfaction et qui fournit à la distillation une huile épaisse et de l'ammoniaque.

De l'ammoniaque libre.

Vauquelin n'a pas trouvé d'amidon.

En 1831 M. Wiggers (1) donne les résultats suivants de l'analyse de l'ergot :

Une huile grasse, blanche, *insaponifiable*.

Une matière grasse particulière, blanche, cristallisable, très-molle.

De la cérine.

Une matière fongueuse.

De l'ergotine.

De l'osmazône végétale.

Du sucre de seigle ergoté.

De la matière gommeuse extractive combinée à un principe colorant azoté rouge sang.

De l'albumine végétale.

Du phosphate acide de potasse.

Du phosphate de chaux combiné avec des traces de fer.

De la silice.

M. Pitat (2) dans une thèse présentée à l'Ecole de Pharmacie de Paris, a surtout porté son attention sur l'huile grasse retirée du seigle ergoté ; cette huile a donné lieu en effet à des opinions fort différentes. Wiggers la désigne sous le nom d'huile *insaponifiable*, M. Le Perdriel (3) la considère comme toxique.

Cette huile est d'une couleur jaune ambrée, elle est épaisse comme l'huile de ricin, et possède un peu l'odeur de rance, sa saveur est

(1) Journal de Pharmacie, t. XVIII.

(2) Pitat. Thèse. Paris (1857).

(3) Le Perdriel. Thèse. Montpellier (1862).

presque nulle. Sa pesanteur spécifique est 0,92185 à 6°,5 (Wiggers). Elle est soluble dans l'éther en toutes proportions, l'alcool ne la dissout pas à froid, mais à la température de l'ébullition elle s'y dissout sans résidu, l'huile s'en sépare par refroidissement.

Lorsqu'elle vient d'être obtenue elle est limpide, mais au bout de quarante-huit heures elle laisse déposer une assez grande quantité de petits cristaux blancs, solubles dans l'alcool, dont nous verrons la nature plus loin en nous occupant des substances que l'alcool a dissoutes lorsqu'on l'a fait agir sur cette huile.

Pour vérifier l'opinion avancée par M. Wigers, M. Pitat traita d'abord quelques grammes de cette huile dans un tube par un peu de nitrate acide de mercure préparé à froid et il obtint au bout de vingt-quatre heures la solidification presque complète de l'huile. Il y avait donc de l'oléine qui s'était transformée en acide élaïdique.

Nous avons répété cette expérience et obtenu un résultat identique.

M. Pitat traita ensuite 60 grammes de cette huile par de l'oxyde de plomb pulvérisé en présence de l'eau et, au bout de quatre heures, dit-il, tout l'oxyde de plomb avait disparu. L'emplâtre obtenu ne possédait pas le liant du savon de plomb, il était grenu et peu cohérent.

Nous avons opéré de la même façon et le produit a été de même un emplâtre peu liant, mais la saponification ne s'est pas faite aussi rapidement, il nous a fallu chauffer le mélange d'huile, d'oxyde de plomb et d'eau pendant douze heures. L'eau provenant de la préparation de cet emplâtre a été traitée par l'acide sulfhydrique qui en a précipité l'excès de plomb, puis, la liqueur ayant été filtrée et évaporée au bain-marie, nous avons obtenu un liquide d'une saveur sucrée et qui, chauffé, répandait l'odeur irritante de l'acroléine; nous avons donc obtenu de la glycérine qui indique la saponification de l'huile par l'oxyde de plomb.

60 grammes de la même huile furent traités par autant de soude caustique disssoute et nous avons obtenu une saponification rapide. Le savon fut dissout dans l'eau bouillante, puis, décomposé par l'acétate de plomb, et il se précipita un savon de plomb, mais, celui-ci, contrairement a ce qui a lieu pour l'emplâtre simple préparé par double décomposition, était bien plus liant que le savon préparé directement par l'oxyde de plomb. Le liquide séparé et traité par l'acide sulfhydrique, fut filtré et évaporé au bain-marie, le résidu fut repris par l'alcool absolu pour séparer l'acétate de soude et, après filtration et évaporation, il resta de la glycérine.

Ces expériences suffisent pour prouver, contrairement à l'opinion émise par M. Wiggers, et comme d'ailleurs l'avait annoncé M. Pitat, que l'huile extraite de l'ergot de seigle est saponifiable.

Tous les essais faits pour combiner cette huile à la potasse furent infructueux, dit M. Wiggers. En effet si l'on fait chauffer de l'huile avec de la potasse on obtient une décomposition, il se dégage des gaz en grande quantité, il passe à la distillation des huiles empyreumatiques et l'on obtient un résidu de charbon ; le liquide distillé possède l'odeur de l'acroléine.

Le savon de plomb a été traité par l'éther qui en a dissout l'oléate de plomb. La solution éthérée fut filtrée puis traitée par l'eau acidulée au moyen de l'acide chlorhydrique. Il se forma un précipité de chlorure de plomb et la liqueur éthérée surnageante fut décantée et lavée à plusieurs reprises par l'eau distillée pour enlever l'excès d'acide chlorydrique puis évaporée : elle laissa comme résidu de l'acide oléique, en effet ce liquide donna à la distillation de l'acide sébacique reconnaissable à sa solubilité dans l'eau. Le résidu laissé par l'éther fut traité à la température de 70° à 80° par de l'eau additionnée d'un peu d'acide azotique qui s'empara du plomb et l'acide gras fut mis en liberté; après refroidissement il se solidifia. Cet acide gras présentait les caractères de l'acide margarique; son point de fusion était de 60° centigrades.

L'huile extraite de l'ergot de seigle est donc composée d'*oléine* et de *margarine.*

Lorsque l'on traite l'ergot de seigle par l'éther, après l'évaporation de ce véhicule, l'huile obtenue n'est pas homogène, elle se sépare en deux couches, la supérieure d'une couleur jaune est l'huile dont nous venons de parler. La couche inférieure est d'un brun foncé et si l'on traite par l'alcool le mélange de ces deux huiles, la première y est insoluble à froid tandis que l'autre s'y dissout en lui communiquant une couleur rouge brune.

Si l'on abandonne cette dissolution alcoolique pendant quelque temps on voit bientôt nager dans le liquide une matière blanche sous forme de paillettes minces, soluble dans l'alcool bouillant et se précipitant par le refroidissement : c'est de la cérine.

La dissolution alcoolique séparée de ces paillettes et évaporée au bain marie se sépara en deux parties : une matière huileuse jaune soluble dans l'ether. Ce liquide abandonné à l'évaporation spontanée laisse déposer des cristaux groupés en étoile, très mous. Cette substance soluble dans l'alcool se combine à la potasse. M. Wiggers lui donne le nom de matière grasse, particulière, blanche, cristallisable et très molle. L'autre corps était d'une couleur rouge brune, sec, cassant, d'aspect résineux, soluble dans l'alcool, l'eau le précipitait de sa dissolution alcoolique sous forme d'une poudre d'un gris brun; cette poudre présente beaucoup d'analogie avec l'ergotine de M. Wiggers qu'il obtient en traitant par l'alcool bouillant l'ergot de seigle déjà épuisé par l'Ether, évaporant en consistance d'extrait et précipitant par l'eau froide, il lui assigne les caractères suivants :

Une poudre ni acide ni alcaline, insoluble dans l'eau comme dans l'Ether, l'alcool la dissout aisément, la dissolution est rouge brune, l'eau y occasionne un trouble de même couleur, le chlore liquide la décolore; l'acide sulfurique n'a pas d'action sur elle, mais concentré il donne naissance à une dissolution rouge brune, dans laquelle l'eau détermine un précipité brun gris, les alcalis carbonatés ne la dissolvent pas, mais elle est soluble dans la potasse caustique, d'où elle est précipitée par l'acide sulfurique étendu. C'est à cette substance que M. Wiggers attribue les propriétés actives de l'ergot, aussi a-t-il proposé de l'appeler *ergotine*.

Mitscherlich (1) a retiré de l'ergot de seigle un sucre particulier auquel il donne le nom de *Mycose* que Pelouze et Liebig avaient considéré comme de la mannite et auquel M. Wiggers donne le nom de sucre de seigle ergoté.

Pour préparer la mycose, Mitscherlich épuise par l'eau l'ergot de

(1) Ann. de Chimie et de Physique, 3e série, t. LIII.

seigle réduit en poudre; il précipite les liqueurs par le sous-acétate de plomb et, la solution débarrassée de l'excès de plomb, évapore en consistance sirupeuse. Le sirop abandonné laisse disposer des cristaux qu'il lave à l'alcool qui ne les dissout pas et par des cristallisations répétées dans l'eau, il obtient la mycose incolore et transparente.

Un kilog. d'ergot de seigle donne environ 1 gr. de mycose.

La mycose est sucrée, elle est très soluble dans l'eau, l'alcool bouillant n'en dissout qu'un 1/100, elle est insoluble dans l'éther; ses cristaux dérivent d'un octaèdre rhomboïdal, elle possède un pouvoir rotatoire considérable vers la droite. A 100° la mycose fond en un liquide transparent qui se prend par le refroidissement en une masse vitreuse. Chauffée à 130° elle perd 9,62 0/0 d'eau. Sa composition répond à la formule $C^{12} H^{13} O^{13}$. Elle est fermentescible.

M. Berthelot (1) reconnaît à la mycose la plus grande ressemblance avec le tréhalose. En comparant les observations de Mitscherlich et les siennes, M. Berthelot en a été conduit à se demander si ces deux corps ne seraient pas identiques; même composition, même quantité d'eau de cristallisation, mêmes réactions générales, les cristaux sont semblables.

Toutefois il existe un écart entre leur pouvoir rotatoire, le tréhalose a un pouvoir rotatoire à droite de 190° et la mycose de 173°; la différence est trop grande pour supposer une erreur d'observation : il semble donc, dit M. Berthelot, que la mycose et le tréhalose fourniraient l'exemple de deux corps isomères identiques pour les propriétés chimiques, physiques, mais différents par leur pouvoir rotatoire.

(1) Recherches sur les corps analogues au sucre de Cannes. (Thèse, Paris 1857).

Lorsqu'on traite la poudre de l'ergot de seigle par un alcali, il s'en dégage immédiatement des vapeurs ammoniacales, seulement les gaz produits prennent feu si l'on approche un corps enflammé, il existe donc, outre l'ammoniaque qui se forme, d'autres corps qui prennent naissance dans cette circonstance. D'après Stahl, l'ergot de seigle contient de la methylamine, d'après M. Winckler ce serait de la trimethylamine.

Nous avons introduit de la poudre de seigle ergoté dans la cucurbite d'un alambic avec de l'eau et de la chaux puis nous avons distillé en recueillant les produits tant que le liquide distillé présentait une réaction alcaline, nous avons saturé par l'acide chlorhydrique puis évaporé à siccité au bain-marie, le produit fut repris par l'alcool mélangé d'un peu d'éther et, la solution alcoolique filtrée nous l'avons évaporée à siccité, nous avons répété plusieurs fois le traitement par l'alcool afin d'obtenir le chlorure de la base aussi pur que possible.

Ce sel obtenu présente toutes les réactions chimiques des sels ammoniacaux; traité par la potasse ou la chaux il laisse dégager un gaz d'une odeur de poisson et rappelant celle de l'ammoniaque.

Le précipité obtenu dans la solution de sel au moyen du bi-chlorure de platine nous a confirmé l'opinion émise par M. Winckler que le gaz fournit par l'ergot dans ces conditions est de la trimethylamine.

M. Wenzel (1) dit avoir tiré du seigle ergoté deux alcaloïdes particuliers qu'il nomme Ecboline et Ergotine; ils sont solubles dans l'eau

(1) Fluckiger. Berlin, 1867, et Traité des drogues simples, de Guibourt, nouvelle édition revue par M. Planchon.

ont l'apparence d'un vernis brunâtre et forment des sels amorphes et déliquescents. Le premier paraît posséder les propriétés actives de l'ergot. M. Wenzel pense qu'ils sont combinés à un acide particulier qu'il appelle acide ergotique.

Ces alcaloïdes ne seraient-ils pas un mélange de la matière résineuse brune contenue dans l'ergot avec du phosphate acide de potasse ?

PRÉPARATIONS PHARMACEUTIQUES DE L'ERGOT DE SEIGLE

Une question qui a beaucoup préoccupé les observateurs, c'est de rechercher quelle est la préparation de l'Ergot de seigle la plus convenable à administrer.

De l'avis de bien des expérimentateurs, la poudre est la meilleure préparation mais sa facile altération oblige à ne la préparer qu'au moment de son administration.

D'après M. Bonjean, l'huile ergotée obtenue par l'action de l'éther serait un poison violent et l'extrait aqueux un médicament hémostatique. M. Legrip affirme avoir administré l'huile de seigle ergoté à doses élevées sans produire d'effet apparent. M. Pitat se range de l'avis de M. Legrip, car, dit-il, j'ai administré pendant cinq jours 15 grammes d'huile à un chien, puis j'ai porté la dose à 20 grammes et l'animal n'a paru aucunement en souffrir.

M. Bonjean dit que le seigle ergoté introduit dans les aliments et qui a subi la fermentation panaire a perdu une grande partie de son activité. Il cite à l'appui de son dire une famille ayant mangé du pain contenant 14 0|0 de seigle ergoté et dont le père fut le moins malade, parce qu'il mangeait surtout la croûte qui a subi davantage l'action de la chaleur.

Ce fait, appuyé sur d'autres expériences tendant à prouver l'innocuité parfaite de l'huile blanche de seigle ergoté, et sur ce que ce produit traité par l'eau à l'ébullition laisse dégager une grande quantité de vapeurs possédant l'odeur de poisson en putréfaction, ne pourrait-il faire présumer que le principe toxique de l'Ergot résiderait dans les composés ammoniacaux volatils sous l'influence de la chaleur et en même temps dans la matière brune, résineuse qui se sépare de l'huile préparée par l'éther?

M. Parola, dans les conclùsions d'un rapport fait à l'académie, dit qu'il « n'existe dans l'ergot du seigle qu'un principe actif qui est de nature résineuse. »

Si ces assertions sont vraïes, il est évident que pour avoir un médicament actif, mais privé du principe toxique de l'ergot, il faut de préférence s'adresser aux préparations aqueuses. — l'Extrait aqueux et l'ergotine de Bonjean.

Cette dernière préparation est la plus active, puisqu'elle consiste dans l'extrait aqueux privé au moyen de l'alcool des matières gommeuses que celui-ci contient en grande quantité.

Nous ne terminerons pas notre travail sans offrir nos sincères remerciements à MM. Planchon, Baudrimont et Personne pour les bons conseils qu'ils nous ont donnés durant le cours de notre travail.

Vu et permis d'imprimer	Bon à imprimer
Le Vice-Recteur de l'Académie de Paris :	*Le Directeur :*
A. MOURIER.	BUSSY.

BIBLIOGRAPHIE

FAGON. . . . . . Histoire de l'Académie des Sciences (1710).

TILLET. . . . . . Dissertation sur la cause qui corrompt et noircit les grains de blé. (Bordeaux, 1755.)

Aymen. . . . . . Comptes-rendus de l'Académie des Sciences (1763).

TESSIER . . . . . Mémoires de la Société royale de Médecine (1776-1778).

DE CANDOLLE . . Mémoires du Muséum (1815).

DESGRANGES. . . Nouveau journal de Médecine et de Pharmacie (1818).

HUCHEDÉ. . . . . Thèse (Strasbourg, 1823).

LEVEILLÉ. . . . . Mémoires de la Société linnéenne de Paris (1826).

— Revue horticole, 3e série. t. V (1851).

VILLENEUVE. . . Mémoire historique sur l'emploi du seigle ergoté (1827).

COURHAUT. . . . Traité de l'ergot de seigle (Châlons-sur-Saône, 1827.)

WIGGERS. . . . . Monographie du seigle ergoté (Gœttingue, 1831).

BONJEAN. . . . . Traité de l'ergot de seigle (Chambéry, 1845).

GUIBOURT . . . . Histoire naturelle des drogues simples, 4e édition (1849).

— — — nouvelle éd. revue par M. Planchon.

FÉE. . . . . . . Mémoire sur l'ergot de seigle (Strasbourg, 1843).

MARTIN-FIELD. . Americ. journal of sc. and arts (1825),

SMITH . . . . . . Transact. of the linn. soc. of London. t. XVIII.

EDW. QUEKETT. . — — —

TULASNE. . . . . Note sur l'ergot de seigle, comptes-rendus de l'Académie des sciences, t. XXXIII.

— Mémoire sur l'ergot des Glumacées, Annales des Sciences naturelles, 3e série, Botanique, t. XX.

MITSCHERLICH. . Annales de Chimie et de Physique, 3e série, t. LIII.

BERTHELOT. . . . Recherches sur les corps analogues au sucre de cannes. Thèse. (Paris, 1857).

PITAT . . . . . . Recherches sur la nature chimique et les effets physiologiques de l'huile grasse retirée du seigle ergoté. Thèse. (Paris, 1857).

LE PERDRIEL . . De l'ergot de froment. Thèse. (Montpellier, 1862).

Paris. — Imp. Ch. MARÉCHAL, passage des Petites-Écuries, 16.

www.ingramcontent.com/pod-product-compliance
Ingram Content Group UK Ltd.
Pitfield, Milton Keynes, MK11 3LW, UK
UKHW021029200726
13857UKWH00004B/1668